Amene FKI
Mounira HAJJAJI
Kaouthar JMAL

Factores psicossociais no trabalho

Amene FKI
Mounira HAJJAJI
Kaouthar JMAL

Factores psicossociais no trabalho

A contribuição do modelo de desequilíbrio esforço/recompensa

ScienciaScripts

Imprint
Any brand names and product names mentioned in this book are subject to trademark, brand or patent protection and are trademarks or registered trademarks of their respective holders. The use of brand names, product names, common names, trade names, product descriptions etc. even without a particular marking in this work is in no way to be construed to mean that such names may be regarded as unrestricted in respect of trademark and brand protection legislation and could thus be used by anyone.

Cover image: www.ingimage.com

This book is a translation from the original published under ISBN 978-620-6-71257-2.

Publisher:
Sciencia Scripts
is a trademark of
Dodo Books Indian Ocean Ltd. and OmniScriptum S.R.L publishing group

120 High Road, East Finchley, London, N2 9ED, United Kingdom
Str. Armeneasca 28/1, office 1, Chisinau MD-2012, Republic of Moldova, Europe
Printed at: see last page
ISBN: 978-620-7-61889-7

ÍNDICE DE CONTEÚDOS

INTRODUÇÃO

Nas últimas décadas, as condições de organização da produção no mundo do trabalho mudaram radicalmente, com o trabalho a tornar-se mais intensivo, o ritmo de trabalho mais exigente, mais polivalente e mais flexível. À penosidade física, longe de desaparecer, juntou-se uma penosidade mental considerável. Estas mudanças levaram ao aparecimento de novas formas de sofrimento psicológico, incluindo o stress no trabalho(1). O stress ligado ao trabalho ocorre "quando há um desequilíbrio entre a perceção que uma pessoa tem dos constrangimentos que lhe são impostos pelo seu ambiente e os seus próprios recursos para os enfrentar"(2). Trata-se atualmente de um problema de saúde pública, nomeadamente devido aos seus efeitos nefastos e aos seus custos humanos, organizacionais e sociais comprovados (3).

Esta nova representação da saúde no trabalho milita a favor da identificação dos aspectos da organização do trabalho que são globalmente mais nocivos do que outros. Esta identificação passa pela utilização de modelos teóricos validados, que identificam determinadas dimensões psicossociais do ambiente de trabalho para as quais existem provas empíricas do seu poder patogénico para os trabalhadores expostos. Para além de reduzirem a complexidade da realidade psicossocial do trabalho a componentes significativas em termos de riscos para a saúde, estes modelos também facilitam o desenvolvimento e a implementação de intervenções no local de trabalho. Existem atualmente dois modelos de risco psicossocial reconhecidos internacionalmente pelo seu contributo considerável para a produção de conhecimentos científicos consistentes sobre a importância das relações entre os fenómenos sociais e psicológicos no trabalho e o desenvolvimento de várias doenças. São eles o modelo "procura-autonomia-apoio ao trabalho" de Karasek(4) e o modelo "desequilíbrio esforço-recompensa" de Siegrist(5). O modelo do "desequilíbrio esforço-recompensa", concebido por Siegrist (5) no final dos anos 80, baseia-se na constatação de que uma situação de trabalho caracterizada por uma combinação de esforço elevado e de pouco reconhecimento é acompanhada de reacções emocionais e fisiológicas patológicas. O baixo reconhecimento pode ser de ordem económica (remuneração inadequada), social (falta de estima e de respeito) ou organizacional (insegurança no emprego e poucas perspectivas de promoção). Este modelo prevê que a falta de reciprocidade entre custos e ganhos pode conduzir ao stress emocional. Siegrist (5) distingue duas grandes categorias de esforço: extrínseco e intrínseco. O stress extrínseco corresponde às exigências do trabalho e inclui restrições de tempo, interrupções, responsabilidades, horários de trabalho, etc. trabalho suplementar, carga de trabalho físico, aumento da procura. O esforço intrínseco (ou sobreinvestimento) reflecte as atitudes e as motivações associadas a um empenhamento excessivo no trabalho. O envolvimento do indivíduo no seu trabalho será, portanto, maior e ele mobilizará mais recursos, inclusive, segundo Niedhammer e Siegrist (6), em situações em que os ganhos serão relativamente baixos. O trabalho sobre o modelo de Siegrist

(5) tem sido frequentemente objeto de estudos na área da medicina(7,8).Neste contexto, propusemo-nos realizar um estudo numa empresa de exploração e distribuição de água em que as actividades se caracterizam pela presença de exigências físicas e mentais, de modo a responder aos seguintes objectivos:

- Avaliação dos níveis de stress no trabalho utilizando o modelo de desequilíbrio esforço/recompensa numa população de trabalhadores.

- Investigar as determinantes sociodemográficas e profissionais associadas a um desequilíbrio entre esforço e recompensa.

MÉTODOS

1 Tipo de estudo :

O presente estudo é um inquérito transversal descritivo e analítico que teve lugar num distrito da Société Nationale d'Exploitation et de Distribution des Eaux (SONEDE) em Sfax e foi realizado durante um período de 2 meses (de 1 de dezembro de 2017 a 31 de janeiro de 2018).

2 População do estudo :

A população estudada era constituída por trabalhadores empregados pela SONEDE em Sfax. Foram divididos em duas classes profissionais distintas: execução (técnica) e administração. Estas duas classes correspondiam a diferentes escalões salariais, níveis de educação ou formação e postos de trabalho. O grupo de execução representava todos os trabalhadores activos da empresa cuja atividade era essencialmente manual (mecânicos, canalizadores, electricistas, armazenistas, pessoal técnico, operadores de elevadores, trabalhadores polivalentes, motoristas, pessoal de segurança). Os trabalhadores sedentários são os que exercem a sua atividade no escritório (agentes administrativos, engenheiros, técnicos, contabilistas). A lista de pessoal por nome, idade, horário de trabalho e departamentos foi obtida junto do Departamento de Gestão de Recursos Humanos. Antes do início do estudo, e durante uma entrevista pessoal, cada sujeito foi informado dos objectivos do inquérito, bem como do seu direito de se recusar a participar, sem ter de dar qualquer justificação.

2.1 Critérios de inclusão :

O nosso estudo incluiu :

- Adultos com idades compreendidas entre os 20 e os 60 anos e sem qualquer patologia psiquiátrica.

- Participantes que tenham dado o seu consentimento informado.

2.2 Critérios de exclusão :

Excluímos :

- Portadores conhecidos de patologias psiquiátricas.

- Sujeitos que não deram o seu consentimento informado.

3 Recolha de dados

Os dados foram recolhidos através de um questionário que incluía as seguintes secções (Anexo 1):

3.1 Características sócio-demográficas

O questionário permitiu-nos recolher variáveis descritivas relativas às principais características sociodemográficas, nomeadamente a idade, o sexo, o peso, a altura, o nível de escolaridade (primário, secundário ou universitário), o estado civil (solteiro, casado, divorciado ou viúvo), os filhos/pais dependentes, etc.

3.2 Características profissionais

Recolhemos os seguintes dados: posto de trabalho, natureza das tarefas, antiguidade, número de horas trabalhadas por semana, serviço de permanência, etc.

O dever de permanência refere-se aos períodos durante os quais o trabalhador, fora do horário normal de trabalho, deve estar disponível para efetuar trabalho para a empresa.

3.3 Hábitos de vida

Perguntámos aos trabalhadores sobre o seu consumo de tabaco e de álcool, bem como sobre a prática de uma atividade física de lazer (AFL). De acordo com as recomendações da Organização Mundial de Saúde (OMS), considerámos qualquer atividade física equivalente a 30 minutos de caminhada ativa por dia.

3.4 Historial médico

Registámos a história patológica da nossa população de estudo, em particular as patologias crónicas e as perturbações músculo-esqueléticas.

3.5 Medir o stress no trabalho

O modelo utilizado para caraterizar os factores de stress no trabalho é o modelo Effort/Reward Imbalance de Siegrist, na sua versão francesa validada, composto por 23 questões(9,10).

As respostas a cada item variam entre 1 e 4. Este modelo centra-se num compromisso negativo entre "custos" e "benefícios" no trabalho. Tem 3 dimensões:

❖ **Esforço (pontuação de 6 a 30) :**

Contém 5 itens (limitações de tempo, interrupções, responsabilidades, horas extraordinárias, limitações acrescidas) mais 1 item sobre a carga física de trabalho, relevante para os cargos ocupados.

❖ **Prémios (pontuações de 11 a 55) :**

Inclui 11 itens: remuneração (1 item), estima (5 itens), controlo do estatuto profissional (segurança no emprego e oportunidades de carreira) (5 itens).

❖ **Sobreinvestimento (pontuação de 6 a 24) :**

Contém 6 itens: "incapacidade de se afastar do trabalho", "dificuldade em relaxar depois do trabalho".

A pontuação do sobreinvestimento é então dicotomizada no tercil superior da distribuição na amostra do estudo, ou seja, um limiar de 18 na nossa amostra:

- <18: sem sobre-investimento

- ≥ 18: presença de sobreinvestimento

❖ **Construir a relação esforço/recompensa**

Rácio= 11/6 x pontuação do esforço / (66 - pontuação da recompensa)

Um rácio > 1 define os trabalhadores expostos a um desequilíbrio entre esforço e recompensa.

4 Análise estatística:

Os dados recolhidos foram introduzidos e tratados com recurso ao software SPSS20.

4.1 Estudo descritivo

Na secção descritiva, enumerámos todas as características da população estudada. As variáveis qualitativas foram apresentadas sob a forma de proporções, traduzidas em figuras ou tabelas. As variáveis quantitativas foram expressas em médias e limites.

4.2 Estudo analítico

Foi efectuado um estudo analítico univariado para procurar uma relação entre a presença de um desequilíbrio esforço/recompensa e as características sociodemográficas, profissionais e médicas. A análise estatística foi efectuada através do teste Chi 2 ou do teste exato de Ficher para determinar a relação entre duas variáveis qualitativas. O teste t de Student foi utilizado para comparar as médias de duas amostras independentes. O nível de significância foi fixado em 5% e as diferenças foram consideradas significativas a p<0,05.

5 Pesquisa bibliográfica

A pesquisa bibliográfica foi efectuada utilizando os seguintes motores de busca:

"Nesta secção, vamos analisar algumas das palavras-chave utilizadas na nossa investigação: stress, desequilíbrio esforço/recompensa, trabalho, riscos psicossociais.

6 Considerações éticas

O anonimato dos doentes foi respeitado. O estudo foi efectuado no estrito respeito pelo sigilo médico e sem qualquer conflito de interesses.

RESULTADOS

1 Características sócio-demográficas da população estudada

Oitenta e um trabalhadores participaram no inquérito, o que representa uma taxa de participação de 77,14% (81/105).

1.1 Idade

A idade média dos trabalhadores era de 42,49 +/- 11,34 anos, com extremos que variavam entre 22 e 59 anos.

1.2 Género

A maioria dos trabalhadores era do sexo masculino (87,7%) (Figura 1).

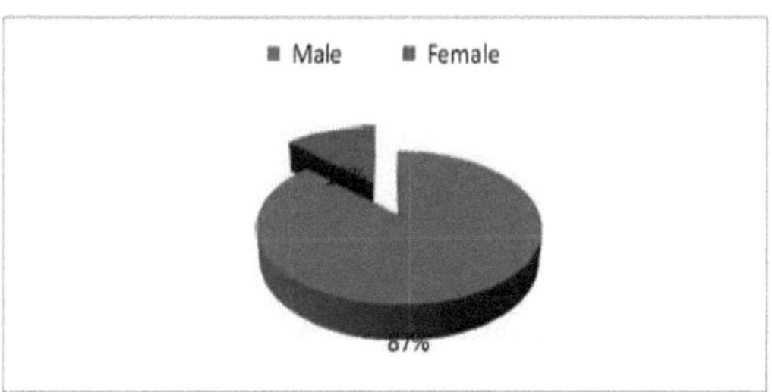

Figura 1: Repartição da população do estudo por género

1.3 Estado civil

A maioria dos trabalhadores (76,5%) era casada e tinha um número d e filhos a cargo que variava entre 0 e 4, com uma média de 2,14 ± 1,62 filhos.

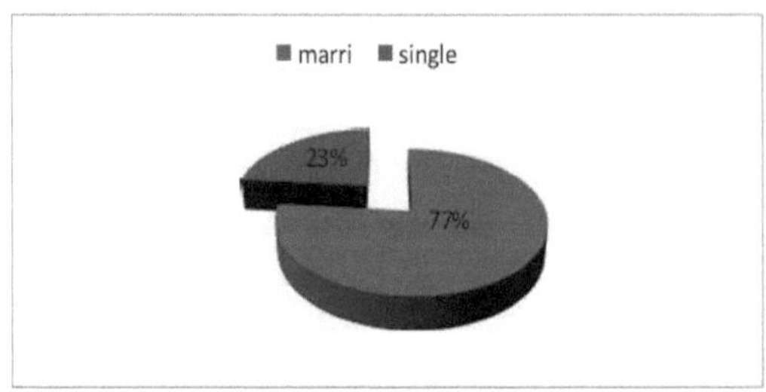

Figura 2: Repartição da população do estudo por estado civil

1.4 Nível de estudos

Mais de metade dos trabalhadores tinha o ensino secundário (51,9%) (Quadro I).

Quadro I: Repartição da população por nível de ensino

Nível de estudos	Força de trabalho	Percentagem (%)
Primário	14	17,3
Secundário	42	51,9
Universidade	25	30,9
Total	81	100

1.5 Distribuição da população por índice de massa corporal :

O índice de massa corporal (IMC) médio foi de 24,68 ± 4,53 $kg/m2$, com extremos de 17,43 e 40,25 $kg/m2$. Entre os trabalhadores, 48,9% tinham excesso de peso (IMC>25 $kg/m2$) (Figura 3).

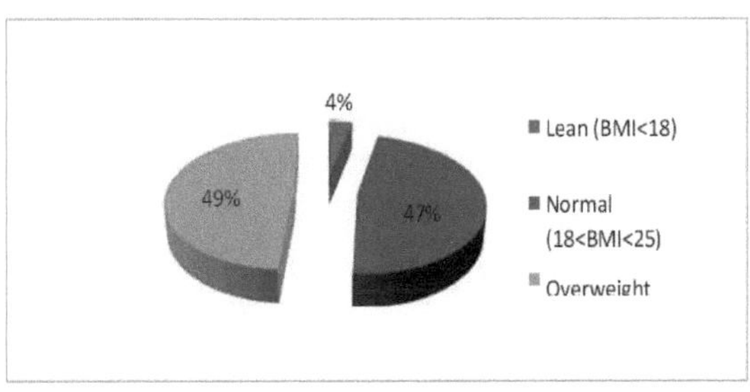

Figura 3: Distribuição dos trabalhadores de acordo com o IMC

2 Hábitos de vida

Havia 44 fumadores (ou seja, 54,3% dos trabalhadores), todos do sexo masculino, com um consumo médio de 22,5 cigarros. O consumo de tabaco foi mais frequente nos trabalhadores activos do que nos sedentários (70,7% versus 37,5%), com uma diferença significativa (p=0,003). A maioria dos trabalhadores (94,4%) tomava café, com uma média de 2 chávenas por dia. Dez trabalhadores (12,7%) referiram consumir álcool. Dos 81 sujeitos incluídos, 24 trabalhadores realizavam AFL moderada de forma regular ($\geq$ 3 vezes por semana, como caminhar, andar de bicicleta, jardinagem, etc.) e 18 sujeitos realizavam AFL sustentada (futebol, musculação, etc.) pelo menos uma vez por semana (Tabela II).

Quadro II: Distribuição da população de acordo com o nível de atividade física

	Força de trabalho	Percentagem (%)
Sem atividade física	39	48,1
Atividade física moderada	24	29,7
Atividade física sustentada	18	22,2
Total	81	100

3 Características profissionais :

3.1 Tipo de atividade

A divisão entre trabalhadores activos e sedentários foi quase igual (Figura 4).

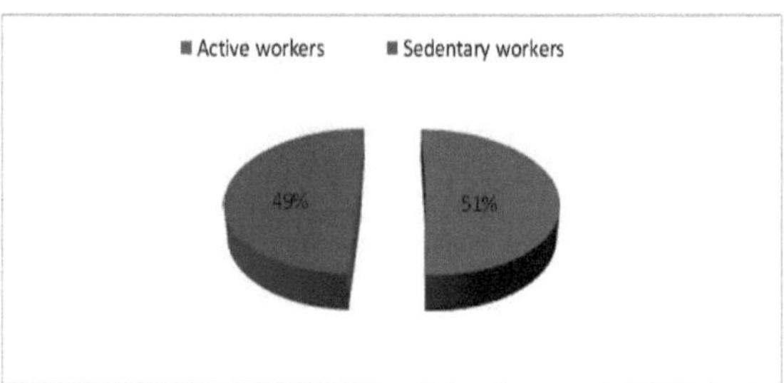

Figura 4: Repartição dos trabalhadores por tipo de atividade

3.2 Estação de trabalho

Os trabalhadores sedentários eram maioritariamente pessoal administrativo (20,9%) e engenheiros (13,5%). Os empregados activos eram maioritariamente mecânicos (11,1%) e trabalhadores polivalentes (7,4%) (Quadro III).

Quadro III: Repartição dos trabalhadores por posto de trabalho

Profissão	Força de trabalho	Percentagem
Agentes administrativos	17	20,9
Engenheiros	11	13,5
Trabalhadores Chefes de secção	4	4,9
Técnicos sedentários	6	7,4
Contabilistas	3	3,7
Mecânica	9	11,1
Armazenistas	6	7,4
Elevadores	6	7,4
Trabalhadores activosTrabalhadores polivalentes	6	7,4
Canalizadores	5	6,1
Torneiras	2	2,4
Condutores	2	2,4
Eletricista	1	1,2
Agente de segurança	1	1,2
Total	81	100

3.3 Tempo de serviço e horário de trabalho

O tempo médio de serviço foi de 17,02 ±11,85 anos e variou de 1 a 38 anos. anos. A antiguidade superior a 20 anos foi encontrada em 44,4% dos trabalhadores (Figura 5).

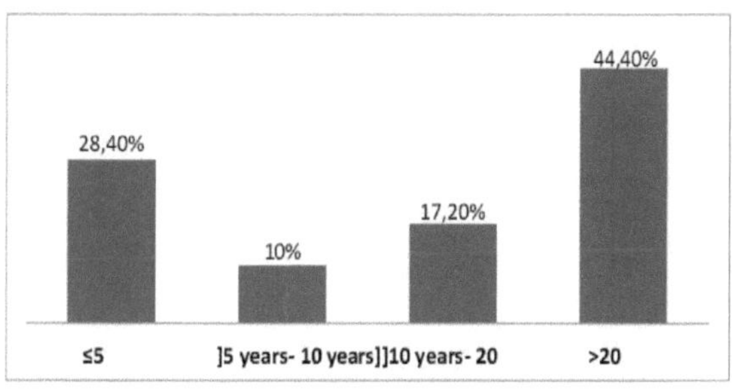

Figura 5: Repartição dos trabalhadores por tempo de serviço

O número médio de horas trabalhadas por semana foi de 40,84 ± 2,1 horas e variou entre 40 e 50 horas/semana. 17 trabalhadores (21%) estavam de serviço. Quase todos os trabalhadores (98,8%) faziam pausas durante o trabalho.

4 Historial médico

A história patológica pessoal foi referida por 37% dos trabalhadores. Estas incluíam patologias crónicas (hipertensão, diabetes, dislipidemia) em 14,8% dos casos e perturbações músculo-esqueléticas (DME) em 9,8% dos casos (Quadro IV).

Quadro IV: Repartição da população do estudo por antecedentes médicos

História	Força de trabalho	Percentagem
HTA	8	9,9
Diabetes	2	2,5
Dislipidemia	2	2,5
Asma	4	4,9
Cancro do cólon	1	1,2
Cancro da tiroide	1	1,2
Úlcera péptica	2	2,5
Hérnia lombar	5	6,1
Hérnia cervical	1	1,2
Tendinite do ombro	2	2,5

5 Avaliação dos constrangimentos psicossociais no trabalho através do modelo Siegrist

5.1 Desequilíbrio entre esforço e recompensa

De acordo com o modelo de Siegrist, a pontuação média do esforço foi de 15,35 ± 5,19 e variou entre 7 e 26, enquanto a pontuação média da recompensa foi de

20,85 ± 8,12 e variou entre 8 e 44. Um desequilíbrio na relação esforço/recompensa (rácio > 1) afectava 30,9% dos inquiridos (Quadro V).

Quadro V: Distribuição de acordo com a presença ou ausência de um desequilíbrio esforço/recompensa Desequilíbrio

esforço/remuneração	Força de trabalho	Percentagem
Sim	25	30,9
Não	56	69,1

5.2 O sobre-investimento no trabalho

A média do score de sobreinvestimento foi de 15,77 ± 3,25, com extremos de 7 e 23. Assim, 30,9% dos colaboradores estavam sobre-investidos no seu trabalho (score ≥ 18) (Tabela VI).

Tabela VI: Distribuição de acordo com a presença ou ausência de sobreinvestimento no trabalho

Sobreinvestimento	Força de trabalho	Percentagem
Sim	25	30,9
Não	56	69,1

6 Factores de risco associados a um desequilíbrio entre esforço e recompensa

A comparação entre os trabalhadores pertencentes ao grupo de alto risco de desequilíbrio esforço/remuneração e os pertencentes ao grupo de baixo risco revelou alguns parâmetros distintivos entre os dois grupos. Estes parâmetros são o sexo, o IMC, o nível de escolaridade, o tipo de atividade, o tabagismo, o alcoolismo e o excesso de envolvimento no trabalho. De facto, o grupo de alto risco de desequilíbrio esforço/recompensa era do sexo masculino (p=0,02), tinha o IMC mais elevado (p=0,007), não tinha formação superior (p=0,024), fumava (p=0,002), bebia álcool (p= 0,022) e pertencia ao grupo dos trabalhadores activos (p=0,02) (Quadro VII).

Quadro VII: Factores associados a um desequilíbrio entre esforço e recompensa

Desequilíbrio entre esforço e recompensa

Não (n=56)			Sim (n=25)		
		Número de trabalhadores (%)	Número de trabalhadores (%)	p	OR [IC 95%]
Idade		41,48 ± 11,28	44,76 ± 11,28	0,23	-
Género	Masculino	46 (64,8)	25 (35,2)	0,027	1,56 [1,31-1,85]
	feminino	10 (100)	0 (0)		
IMC		23,78 ± 3,56	26,98 ± 5,12	0,012	4,36 [1,57-11,42]
Situação	Individual	15 (78,9)	4 (21,1)	0,29	-
matrimonial	Casado	41 (66,1)	21 (33,9)		
Nível de estudos	Não	34 (60,7)	22 (39,2)	0,002	4,63 [1,85-14,22]
superior	Sim	22 (88)	3 (12)		
Fumar	Não	32 (86,5)	5 (13,5)	0,002	5,33 [1,75-16,24]
	Sim	24 (54,5)	20 (45,5)		
Alcoolismo	Não	53 (73,6)	19 (26,4)	0,022	5,57 [1,26-24,54]
	Sim	3 (33,3)	6 (66,7)		
APL	Não	22 (56,4)	17 (43,6)	0,31	-
	Sim	20 (47,6)	22 (52,4)		
Tipo de atividade	Ativo	22 (53,7)	19 (46,3)	0,002	4,90 [1,69-14,08]
	Sedentário	34 (85)	6 (15)		
Antiguidade		16,80 ± 12,13	17,52 ± 11,42	0,80	-
Serviço de	Não	47 (73,4)	17 (26,6)	0,10	-

permanência					
	Sim	9 (52,9)	8 (47,1)		
Doenças	Não	46 (70,8)	19 (29,2)	0,55	-
crónicas	Sim	10 (62,5)	6 (37,5)		
TMS	Não	51 (68)	24 (32)	0,66	-
	Sim	5 (83,3)	1 (1,9)		

DISCUSSÃO

O stress profissional é hoje um verdadeiro problema de saúde no trabalho, que engloba um grande número de sintomas e de consequências. Desde 1996, o modelo de desequilíbrio esforço-recompensa de Siegrist enriqueceu os modelos de stress, propondo uma abordagem baseada na dissonância entre custos elevados e ganhos reduzidos. Neste contexto, realizámos um estudo descritivo e analítico junto dos trabalhadores de um bairro da empresa nacional de exploração e distribuição de água de Sfax, com o objetivo de descrever os constrangimentos psicossociais no trabalho utilizando o modelo de desequilíbrio esforço-recompensa de Siegrist e de identificar os determinantes que lhe estão associados.

1 Pontos fortes e limitações do estudo

A escolha do tipo de estudo transversal decorre da necessidade de recrutar o maior número possível de participantes e tem a vantagem de ser mais prático devido à sua curta duração e baixo custo. No entanto, este tipo de estudo apresenta um certo número de lacunas. De facto, as associações encontradas podem constituir uma boa fonte de hipóteses etiológicas sem estabelecer uma relação causal clara. No entanto, estes resultados reforçam os de outros estudos da literatura epidemiológica internacional. Utilizámos o questionário Siegrist para detetar qualquer desequilíbrio esforço/recompensa nos trabalhadores. Este questionário, validado em francês, identifica as condições de trabalho patogénicas como as que combinam um esforço elevado com uma recompensa baixa. As principais vantagens deste modelo em relação ao modelo de Karasek são o facto de ter em conta os factores de personalidade e de considerar também os aspectos de controlo do indivíduo sobre a sua carreira e o seu emprego. No entanto, dado o nível de escolaridade e o fraco domínio do francês de alguns dos trabalhadores entrevistados, não foi possível utilizar este instrumento tanto quanto um auto-questionário, mas o formulário do inquérito foi preenchido pelo entrevistador, que tentou, na medida do possível, manter o mesmo discurso e atitude com todos os sujeitos. Como em todos os estudos, as informações recolhidas por questionário são frequentemente subjectivas e reflectem a perceção que o trabalhador tem da sua experiência profissional. De facto, existe um viés de seleção devido à recusa de alguns trabalhadores em participar.

2 Caractcrísticas sócio-demográficas e profissionais

A idade média dos trabalhadores era de 42,49 +/- 11,34 anos. Os indivíduos com idade superior a 45 anos representavam 50,6% dos trabalhadores. Segundo alguns autores, a idade é um fator determinante da capacidade física no trabalho. Esta diminui rapidamente a partir dos 45 anos, tornando a perceção dos esforços realizados cada vez mais árdua (11).

A maioria dos trabalhadores (87,7%) são homens. O baixo número de mulheres explica-se pelo facto de este tipo de empresa empregar mais homens, o que é ditado pelo tipo de atividade, que envolve uma grande proporção de trabalho executivo. Nesta empresa, as mulheres trabalham exclusivamente na área da burótica. Esta constatação é semelhante à encontrada no inquérito Samotrace, onde os homens representavam 86% dos trabalhadores do sector da produção e distribuição de água, gás e eletricidade(12). Relativamente ao nível de escolaridade, apenas 30,9% da população estudada possuía um diploma universitário. Mausner-Dorsh e Eaton concluíram que quanto mais elevado é o nível de instrução, mais baixos são os constrangimentos psicossociais (13).

Os fumadores actuais representavam 54,3% dos trabalhadores. Esta prevalência é comparável à estimada por Fakhfakh R et al (14) entre trabalhadores manuais, pessoal dos serviços, empregados e quadros médios (48,3% a 54,4%). No entanto, é muito mais elevada do que a registada numa meta-análise de 15 estudos europeus que envolveram 166 130 trabalhadores (a prevalência do tabagismo foi de 25%)(15). O tabagismo foi mais comum entre os trabalhadores activos do que entre os sedentários (70,7% vs. 37,5%; p=0,003). Este resultado foi consistente com vários estudos na literatura, como um estudo com trabalhadores masculinos da Kôrin (16), em que a prevalência de tabagismo foi maior nos trabalhadores activos do que nos trabalhadores de escritório (OR= 2,00, 95% CI [1,43 -2,80]; RR= 1,33, 95% CI [1,12 -1,59]). Um estudo francês realizado na EDF-GDF tinha referido que o principal constrangimento gerado pelo serviço de permanência eram as chamadas telefónicas. Estas chamadas são cinco vezes mais frequentes durante as semanas de permanência, o que provoca uma diminuição do tempo de sono (em média 6,8 horas contra 7,4 horas nas semanas normais) e um cansaço ao acordar (25,7% contra 13,2%). O equilíbrio psicológico e a vida social e familiar são igualmente perturbados no grupo dos indivíduos que trabalham frequentemente em regime de permanência (associação linear e significativa) (17).

3 Constrangimentos psicossociais no trabalho

De acordo com a Agência Europeia para a Segurança e a Saúde no Trabalho, o stress é o problema de saúde mais comum no mundo do trabalho. Os inquéritos realizados na União Europeia apresentam números alarmantes: 22% dos trabalhadores sofrem de stress no trabalho. No seu modelo transacional do "desequilíbrio entre esforço e recompensa", Siegrist (5) afirma que a melhor definição do stress crónico é descrevê-lo como uma disparidade entre os esforços realizados e as recompensas obtidas. O esforço extrínseco é definido por Siegrist como constrangimentos no trabalho, tais como restrições de tempo, interrupções, responsabilidades, carga física e exigências crescentes de trabalho. O esforço intrínseco, ou "excesso de empenhamento", corresponde a atitudes e motivações associadas a um empenhamento excessivo no trabalho, combinado com um forte desejo de ser aprovado e valorizado (5). No que diz respeito às recompensas, são importantes três dimensões: a satisfação monetária, a recompensa socio-emocional e o controlo do estatuto profissional (i.e. oportunidades de promoção e segurança no emprego). Na literatura, esta prevalência varia de acordo com o sector de atividade (12). Num estudo recente, Keser et al(18) relataram uma prevalência de desequilíbrio esforço/recompensa de 45,8% entre os trabalhadores de uma universidade académica turca. No entanto, outros autores revelaram prevalências muito mais baixas. O trabalho de Niedhammer no sector da produção e distribuição de gás e eletricidade revelou prevalências de exposição ao desequilíbrio esforço/recompensa de 4,6% nos homens e 5,8% nas mulheres (19). De igual modo, o inquérito Samotrace (12), realizado a 60056 trabalhadores de vários sectores, revelou uma prevalência de desequilíbrio esforço/recompensa de 2,8% nos homens e de 3% nas mulheres. A nível nacional, Kacem et al (20) revelaram uma prevalência de 16,7% no sector das telecomunicações. A prevalência de sobreinvestimento no trabalho na nossa população estudada foi de 30,9%. Este resultado foi consistente com vários estudos da literatura, como o inquérito Samotrace (12), que revelou uma prevalência de exposição ao sobreinvestimento de 33,7% nos homens e 38,9% nas mulheres, e a coorte GAZEL(9), que revelou uma prevalência de 36,18% nos homens e 41,18% nas mulheres.

4 Determinantes do desequilíbrio entre esforço e recompensa

4.1 Determinantes sócio-demográficos

No nosso estudo, o desequilíbrio esforço/recompensa foi mais frequente nos homens (p=0,027). Este resultado é incompatível com vários estudos que constataram que as mulheres estavam mais frequentemente expostas ao desequilíbrio esforço/recompensa. Com efeito, Siegrist (21) revelou que o stress no trabalho era mais acentuado nas mulheres, nomeadamente na componente intrínseca e na relação esforço-recompensa. Além disso, num estudo realizado na Suécia (22), o desequilíbrio esforço/recompensa era mais frequente nas mulheres que trabalhavam no sector público. Do mesmo modo, num estudo norueguês, a exposição a factores psicossociais foi mais frequente entre as mulheres, o que explica a maior taxa de baixas por doença entre elas(23).

O predomínio deste desequilíbrio entre os homens no nosso estudo pode ser explicado pelo pequeno número de mulheres entre os participantes e pelo tipo de atividade que realizavam (exclusivamente sedentária).

No nosso estudo, o grupo com maior risco de desequilíbrio esforço/recompensa tinha o IMC mais elevado. Vários estudos investigaram a relação entre a obesidade e determinados factores profissionais, como o stress relacionado com o trabalho. De acordo com Kouvonen et al (24), o desequilíbrio esforço/recompensa estava associado a um IMC $\geq$ 25 kg/m2 (OR = 1,08, IC 95%: 1,02-1,15).

O stress pode contribuir para a obesidade através dos seus efeitos no comportamento e no metabolismo. Os autores observaram uma proporção significativamente mais elevada de pessoas obesas entre os trabalhadores que declararam estar sujeitos a elevados níveis de stress e tensão no trabalho (25). Investigações anteriores mostraram que o aparecimento da obesidade pode estar diretamente ligado aos efeitos biológicos do stress crónico, resultando numa acumulação de tecido adiposo na região intra-abdominal (26).

De acordo com Park et al, a obesidade também pode ser causada por mecanismos de adaptação prejudiciais à saúde, tais como comer em excesso, inatividade física e consumo excessivo de álcool (27). Uma carga de trabalho psicológica elevada pode também ser um fator causal da obesidade, se ocorrer na ausência de apoio social adequado no trabalho. Para além disso, os homens obesos eram mais propensos do que os seus colegas com peso normal a referir que o seu trabalho exigia muito esforço físico. Este facto pode explicar a elevada prevalência de obesidade entre os homens em trabalhos manuais (28). Verificámos também que o desequilíbrio esforço/recompensa estava associado a um baixo nível de escolaridade (p=0,002). Este resultado foi consistente com o estudo de Niedhammer et al (9), que observou uma relação entre o esforço e o nível de escolaridade dos homens, com o esforço a aumentar entre os menos escolarizados. As recompensas também estão associadas ao nível de escolaridade, sendo que os diplomados do ensino superior têm as recompensas mais elevadas, tanto para os homens como para as mulheres. Um estudo do rácio, segundo o mesmo estudo, revelou ainda que a prevalência de exposição a este desequilíbrio era significativamente menor entre os licenciados e os gestores.

4.2 Determinantes ligados aos hábitos de vida

O desequilíbrio esforço/recompensa foi mais frequente nos fumadores actuais do que nos não fumadores actuais, com uma diferença estatisticamente significativa (p=0,002). Este resultado foi consistente com vários estudos que relatam uma associação entre o desequilíbrio esforço/recompensa(29) e o tabagismo. Num estudo finlandês com 46190 trabalhadores, Kouvonen et al (30) referiram que um rácio esforço/recompensa elevado estava associado ao tabagismo (OR= 1,28). Depois de terem em conta a idade, o nível de educação, a situação profissional, o tipo de emprego e o estado civil, verificou-se que os trabalhadores que sofriam de mais stress no trabalho eram mais frequentemente fumadores do que os seus colegas que sofriam de menos stress. Do mesmo modo, num estudo de coorte realizado nos Estados Unidos, o stress psicossocial foi associado ao comportamento tabágico em adultos trabalhadores (31). No entanto, outros estudos não referiram uma associação entre o stress no trabalho e o tabagismo (32-35). De facto, um estudo realizado na Índia(36) não revelou uma associação significativa entre os diferentes domínios da escala de desequilíbrio esforço/recompensa e a presença de hábitos aditivos.

No nosso estudo, o alcoolismo também esteve associado ao desequilíbrio esforço/recompensa (p=0,026). De acordo com alguns estudos, o alcoolismo não poupa nenhuma classe socioprofissional. No entanto, são as profissões mais exigentes do ponto de vista físico: trabalhadores expostos ao calor (forjas, fundições, etc.), trabalhadores da construção civil, agricultores, trabalhadores de armazéns, etc., e os que estão em contacto com o público: artesãos, representantes e agentes comerciais, carteiros, polícias, etc., os mais propensos a beber (37). Para além das predisposições individuais, existem causas ligadas à organização e às pessoas envolvidas. Condições de trabalho que aumentam significativamente o risco de abuso de álcool, como o desequilíbrio entre esforço e recompensa. De facto, todas as causas de stress são propícias ao consumo de álcool, uma vez que o álcool tem propriedades ansiolíticas comprovadas, mas passageiras. A sobrecarga de trabalho, o excesso de responsabilidades sem meios para agir, os prazos e objectivos irrealistas também se encontram entre os constrangimentos que favorecem o consumo de álcool (38).

4.3 Determinantes profissionais

Os trabalhadores activos estavam mais expostos ao risco de um desequilíbrio esforço/recompensa do que os trabalhadores sedentários (p= 0,02). Este resultado é coerente com a coorte GAZEL(9), que concluiu que os trabalhadores das categorias profissionais mais baixas tinham as recompensas mais baixas e a maior exposição a um desequilíbrio entre o esforço extrínseco e as recompensas (rácio esforço extrínseco/recompensas > 1). Estes resultados foram encontrados tanto para homens como para mulheres.

Alguns investigadores realizaram os seus estudos utilizando amostras de trabalhadores de vários níveis socioeconómicos, a fim de comparar o seu grau de sofrimento psicológico. Estes autores colocaram os trabalhadores manuais no nível mais baixo do continuum hierárquico. Outros autores estudaram os operários especificamente sob a designação de trabalhadores manuais ou trabalhadores não qualificados (39).

Em seguida, Caplan et al. compararam os níveis de stress de quatro tipos de emprego, nomeadamente os operários qualificados, os operários não qualificados, os profissionais de colarinho branco e os não profissionais de colarinho branco. Os resultados revelaram que os operários qualificados se queixavam mais de monotonia e de depressão do que os outros grupos estudados. Os autores tentaram explicar este fenómeno sugerindo que estes operários eram provavelmente demasiado qualificados em relação às exigências dos seus empregos. Consequentemente, as suas competências não podiam ser postas à prova, o que levava a uma perceção de monotonia e de que o trabalho era aborrecido (40).

O objetivo de um estudo publicado por Wright et al era procurar correlações entre características ambientais, stress psicológico, satisfação e sintomas de doença física. A investigação foi efectuada entre trabalhadores (n= 701 trabalhadores de colarinho branco, n= 437 trabalhadores de colarinho azul) na Suécia. Os resultados mostraram que os operários se queixavam mais de sintomas de doença física e psicológica, tinham os níveis mais baixos de satisfação no trabalho e sofriam de piores condições de trabalho do que os operários. Os autores concluíram que as más condições de trabalho aumentam a insatisfação e os níveis de stress, levando ao aparecimento de sintomas de doença física e psicológica (41). De facto, um estudo prospetivo publicado por Niedhammer e Siegrist (6) sobre 416 operários, durante um período de seguimento de 6 anos e meio, mostrou uma associação entre o desequilíbrio esforço/recompensa e um aumento da incidência de doença isquémica do coração. Do mesmo modo, numa coorte de 10 308 funcionários públicos londrinos seguidos durante 5 anos, a combinação da abordagem "grande esforço - baixa recompensa" foi associada a um aumento da incidência de doença cardíaca isquémica (42). Vários estudos estimaram que entre 10% e 40% dos trabalhadores estão expostos a algum nível de "desequilíbrio esforço/reconhecimento", principalmente entre os trabalhadores de grupos socioeconómicos desfavorecidos (43). Esta falta de reconhecimento mina a autoestima e abre a porta a manifestações psicológicas, fisiológicas e comportamentais, cujas consequências para a saúde mental podem assumir a forma de depressão, esgotamento, elevado sofrimento psicológico ou mesmo suicídio (44).

CONCLUSÃO

O tema dos factores psicossociais no trabalho na epidemiologia dos riscos profissionais tem crescido consideravelmente nos últimos anos. O modelo Effort/Reward Imbalance foi desenvolvido para avaliar os condicionalismos psicossociais do ambiente de trabalho.

O sector da distribuição de água caracteriza-se pela presença de várias categorias profissionais que correspondem a diferentes gamas salariais, níveis de educação ou formação e empregos.

Neste contexto, realizámos um inquérito a 81 trabalhadores, com o objetivo de descrever o nível de stress no trabalho, com base no modelo de desequilíbrio esforço-recompensa, e identificar os determinantes sociodemográficos e profissionais associados.

Metodologicamente, realizámos um estudo transversal descritivo e analítico entre os empregados de um distrito da Sociedade Nacional de Exploração e Distribuição de Água (SONEDE) em Sfax, durante um período de 2 meses. Os dados foram recolhidos através de um formulário pré-estabelecido que continha características sociodemográficas, hábitos de vida, características profissionais e história clínica. O questionário Siegrist foi utilizado para avaliar o stress psicossocial no trabalho. O estudo descritivo foi completado por um estudo analítico da relação esforço/remuneração e dos diferentes parâmetros demográficos, profissionais e médicos.

A idade média dos trabalhadores era de 42,49 +/- 11,34 anos. A maioria (87,7%) era do sexo masculino. Apenas 30,9% dos trabalhadores tinham formação académica superior. O índice de massa corporal (IMC) médio foi de 24,68 ± 4,53 $kg/m2$, pelo que 48,9% da população estudada tinha excesso de peso. Os fumadores actuais representavam 54,3% dos trabalhadores. O tabagismo era mais comum entre os trabalhadores activos do que entre os sedentários (70,7% vs. 37,5%), com uma diferença significativa (p=0,003).

Os alcoólicos representavam 12,7% dos trabalhadores. Dos 81 indivíduos incluídos, 51,9% dos trabalhadores praticavam uma atividade física de lazer.

Os trabalhadores activos representavam 51% da população do estudo e eram principalmente mecânicos (11,1%) e trabalhadores polivalentes (7,4%). Os trabalhadores sedentários representavam 49% da população do estudo e eram maioritariamente pessoal administrativo (20,9%) e engenheiros (13,5%). O tempo médio de serviço foi de 17,02 ± 11,85 anos. Todos os funcionários trabalhavam 40,84 ± 2,1 horas. 17 funcionários (21%) trabalhavam em regime de permanência. 37% dos trabalhadores referiram ter antecedentes patológicos pessoais. Estes incluíam doenças crónicas (hipertensão, diabetes, dislipidemia) em 14,8% dos casos e perturbações músculo-esqueléticas (DME) em 9,8% dos casos.

A avaliação dos constrangimentos psicossociais no trabalho, segundo o modelo de Siegrist, revelou uma média de esforço de 15,35 ± 5,19 e uma média de recompensa de 20,85 ± 8,12. Um desequilíbrio na relação esforço/recompensa (rácio > 1) afectava 30,9% dos inquiridos. Na literatura, a prevalência varia de acordo com o sector de atividade. O valor médio do sobreinvestimento foi de 15,77 ± 3, o que significa que 30,9% dos trabalhadores estavam sobreinvestidos no seu trabalho. Este resultado foi consistente com vários estudos da literatura, como o inquérito Samotrace, que reportou uma prevalência de exposição ao sobreinvestimento de 33,7% nos homens e 38,9% nas mulheres. Investigámos os factores associados ao desequilíbrio esforço/recompensa na nossa população de estudo. No final do estudo analítico, o desequilíbrio esforço/recompensa era mais frequente nos trabalhadores do sexo masculino. Este resultado não é consistente com vários estudos que verificaram que as mulheres estavam mais frequentemente expostas ao desequilíbrio esforço/recompensa. O predomínio deste desequilíbrio entre os homens no nosso estudo pode ser explicado pelo reduzido número de mulheres entre os participantes e pelo tipo de atividade exclusivamente sedentária que realizam.

No nosso estudo, o grupo com maior risco de desequilíbrio esforço/recompensa tinha o índice de massa corporal mais elevado. Vários estudos tinham encontrado uma associação entre a obesidade e certos factores profissionais, como o stress no trabalho. Verificámos também que o desequilíbrio esforço/recompensa estava associado a um nível de escolaridade mais baixo (p=0,002). Este resultado foi consistente com alguns estudos que constataram que a prevalência de exposição a este desequilíbrio era significativamente menor entre os licenciados e os gestores do ensino superior.

Relativamente à associação do stress no trabalho com os hábitos de vida, verificámos que o desequilíbrio esforço/recompensa era mais frequente nos fumadores actuais do que nos não fumadores actuais, com uma diferença estatisticamente significativa (p=0,002). Este resultado foi consistente com vários estudos que relatam uma associação entre desequilíbrio esforço/recompensa e tabagismo. No nosso estudo, o alcoolismo também foi associado ao desequilíbrio esforço/recompensa (p=0,026). Este resultado foi comparável a vários dados bibliográficos recentes que aprovaram que, para além das predisposições individuais, existem causas ligadas à organização e às condições de trabalho que aumentam significativamente o risco de abuso de álcool, como o desequilíbrio entre esforço e recompensa. Os trabalhadores activos estavam mais expostos ao risco de desequilíbrio esforço/recompensa do que os trabalhadores sedentários (p= 0,02). Alguns autores referem que os trabalhadores das categorias profissionais mais baixas têm as recompensas mais baixas e a maior exposição ao desequilíbrio esforço-recompensa. No final deste estudo, podemos concluir que o nível de stress relacionado com o trabalho, associado a um desequilíbrio esforço/recompensa, é elevado nesta população, pelo que é necessária uma abordagem global de prevenção no local de trabalho destinada a reduzir o stress psicossocial. Além disso, o êxito das intervenções destinadas a reduzir os problemas de saúde relacionados com o stress no local de trabalho é difícil de dissociar de uma política de saúde pública mais global. Esta política deve permitir, nomeadamente, a criação de um sistema de vigilância das empresas com o objetivo de identificar a extensão dos problemas de saúde ligados ao stress no trabalho e de poder avaliar os efeitos dos programas de melhoria implementados. Esta política deveria também incluir meios jurídicos e financeiros para encorajar as empresas a pôr em prática estratégias preventivas adequadas para combater esta pandemia que afecta o mundo ocidental.

REFERÊNCIAS

1. Vezina M, Bourbonais R, Marchand A, Arcand R. Stress no trabalho e saúde mental entre os adultos do Quebeque. Canadian Community Health Survey; 2008. Disponível em http://www.stat.gouv.qc.ca/statistiques/sante/etat-sante/mentale/stress-travail.pdf

2. El Maalel O, Maoua M, Boughattas W, Zaouali M, Souissi A, Chatti S, et al. Estudo do stress no trabalho, cortisol salivar e risco cardiovascular em condutores de autocarros tunisinos. Arch des Mal Prof l'Environnement. Elsevier Masson; 2011 Dec 1;72(6):623-32.

3. Hassard J, Teoh K, Cox T, Dewe P, Cosmar M. Calculando o custo do stress relacionado com o trabalho e os riscos psicossociais. Agência Europeia para a Segurança e a Saúde no Trabalho; 2014. Disponível em https://osha.europa.eu/en/tools-and-publications/publications/literature_reviews/calculating-the-cost-of-work-related stress- stress e riscos psicossociais

4. Robert K, Töres Th. Trabalho saudável: Stress, Produtividade, e a Reconstrução da Vida Profissional vida ativa; 1990. Disponível em: https://www.questia.com/library/99885609/healthy-work-stress-productivity-and-the- reconstruction

5. Siegrist J. Adverse health effects of high-effort/low-reward conditions (Efeitos adversos para a saúde de condições de elevado esforço/baixa

recompensa). J Occup Health Psychol. 1996 Jan;1(1):27-41.

6. Niedhammer I, Siegrist J. Psychosocial factors at work and cardiovascular disease: the contribution of the Effort/Reward Imbalance model. Rev Epidemiol Sante Publique. Masson; 1998;46(5):398-410.

7. Bosma H, Peter R, Siegrist J, Marmot M. Two alternative job stress models and the risk of coronary heart disease. Am J Public Health. Associação Americana de Saúde Pública; 1998 Jan;88(1):68-74.

8. Peter R, Geißler H, Siegrist J. Associations of effort-reward imbalance at work and reported symptoms in different groups of male and female public transport workers. Stress Med. John Wiley & Sons, Ltd; 1998 Jul 1;14(3):175-82.

9. Niedhammer I, Siegrist J, Landre MF, Goldberg M, Leclerc A. Étude des qualités psychométriques de la version française du modèle du Déséquilibre Efforts / Récompenses. Epidém. et Santé Publique. 2000; 48: 419-437

10. Siegrist J, Starke D, Chandola T, Godin I, Marmot M, Niedhammer I, et al. The measurement of effort-reward imbalance at work: European comparisons. Soc Sci Med. 2004 Apr;58(8):1483-99.

11. Kang D, Kim Y, Kim J, Hwang Y, Cho B, Hong T, et al. Effects of high occupational physical activity, aging, and exercise on heart rate variability among male workers. Ann Occup Environ Med. 2015 Dec 25;27(1):22.

12. Cohidon C, Arnaudo B, Murcia M, Centre DS. Mal-estar e ambiente psicossocial no trabalho: primeiros resultados do programa Samotrace, secção

empresa, França. Bull Epidemiol Hebd 2009;25- 26:265-9.

13. Mausner-Dorsch H, Eaton WW. Psychosocial work environment and depression: epidemiologic assessment of the demand-control model. Am J Public Health. 2000 Nov;90(11):1765-70.

14. Fakhfakh R, Hsairi M, Achour N. Epidemiology and prevention of tobacco use in Tunisia: a review. Preventive Medicine. 2005; 40: 652- 657

15. Nyberg ST, Fransson EI, Alfredsson L, Bacquer D De, Bjorner JB, Hamer M, et al. Job Strain and Tobacco Smoking: An Individual- Participant Data Meta-Analysis of 166 130 Adults in 15 European Studies.PLoS ONE. 2012;7(7).

16. Kim BG, Pang DD, Park YJ, Lee JI, Kim HR, Myong JP, et al. Tendências da taxa de tabagismo pesado e factores relacionados em grupos profissionais coreanos: análise dos dados KNHANES 2007-2012. BMJ Open. 2015;5(11):e008229.

17. Imbernon E, Warret G, Roitg C, Chastang JF, Goldberg M. Effects on health and social well-being of on-call shifts. Um estudo epidemiológico na Companhia Nacional Francesa de Eletricidade e Gás. J Occup Med. 1993 Nov;35(11):1131-7.

18. Keser A, Li J, Siegrist J. Examining Effort-Reward Imbalance and Depressive Symptoms Among Turkish University Workers. Work Heal Saf. 2018;XX(X):1-6.

19. Niedhammer I, Chastang J-F, David S, Barouhiel L, Barrandon G.

Psychosocial Work Environment and Mental Health: Job-strain and Effort-Reward Imbalance Models in a Context of Major Organizational Changes. Int J Occup Environ Health. 2006 Abr 19;12(2):111-9.

20. Kacem I, El Maalel O, Maoua M, Boughattas W, Omrane A, Ben Amor I, et al. Avaliação da carga mental dos teleoperadores num centro de atendimento telefónico tunisino. Ann Med Psychol (Paris). 2018;

21. Siegrist J, Wahrendorf M, Goldberg M, Zins M, Hoven H. Is effort-reward imbalance at work associated with different domains of health functioning? Resultados de base do estudo francês constances. Int Arch Occup Environ Health. Springer Berlin Heidelberg; 2018;

22. Social S, Agency I, Unit SA, Institutet K. Effort - eward imbalance , overcommitment and their associations with all-cause and mental disorder long-term sick leave - a case- control study of the swedish working population. Int J Occup Med Environ Health. 2016;29(6):973-89.

23. Sterud T. Work-related gender differences in physician-certified sick leave: a prospective study of the general working population in Norway (Diferenças de género relacionadas com o trabalho nas baixas médicas certificadas: um estudo prospetivo da população ativa geral na Noruega). Scand J Work Environ Health. 2014 Jul;40(4):361-9.

24. Kouvonen A, Kivimäki M, Virtanen M, Heponiemi T, Elovainio M, Pentti J, et al. Effort-reward imbalance at work and the co-occurrence of lifestyle risk factors: Cross- sectional survey in a sample of 36,127 public sector employees.

BMC Public Health. 2006;6:1-11.

25. Brunner EJ, Chandola T, Marmot MG. Prospective effect of job strain on general and central obesity in the Whitehall II Study (Efeito prospetivo da tensão no trabalho na obesidade geral e central no estudo Whitehall II). Am J Epidemiol. 2007 Apr 1;165(7):828-37.

26. Schulte PA, Wagner GR, Ostry A, Blanciforti LA, Cutlip RG, Krajnak KM, et al. Work, obesity, and occupational safety and health. Am J Public Health. 2007 Mar;97(3):428-36.

27. Park J. Work stress and performance. Stat Canada. 2007; 5-19

28. Park J. Obesity and work (Obesidade e trabalho): Stat Canada. 2009; disponible sur: https://www150.statcan.gc.ca/n1/pub/75-001-x/2009102/article/10789-fra.htm.

29. Peter R. . Stress no trabalho, características de coping e o desenvolvimento de doenças coronárias: resultados de dois estudos. PsychologischeBeitrage. 1995;37:40-5.

30. Kouvonen A, Kivima M, Virtanen M, Pentti J, Vahtera J. Work stress, smoking status, and smoking intensity: an observational study of 46 190 employees.J Epidemiol Community Health. 2005; 59(1): 63-9.

31. Slopen N, Zobel Kontos E, Ryff CD, Ayanian JZ, Albert MA, Williams DR. Psychosocial stress and cigarette smoking persistence, cessation, and relapse over 9-10 years: A prospective study of middle-aged adults in the United States NIH Public Access. Cancer Causes Control. 2013;24(10):1849-63.

32. Landsbergis PA, Schnall PL, Deitz DK, Warren K, Pickering TG, Schwartz JE. Job strain and health behaviors: results of a prospective study (Esforço no trabalho e comportamentos de saúde: resultados de um estudo prospetivo). Am J Health Promot. 1998 Mar 26;12(4):237-45.

33. Reed DM, LaCroix AZ, Karasek RA, Miller D, MacLean CA. Occupational strain and the incidence of coronary heart disease (Esforço profissional e incidência de doença coronária). Am J Epidemiol. 1989 Mar;129(3):495-502.

34. van Loon AJ, Tijhuis M, Surtees PG, Ormel J. Lifestyle risk factors for cancer: the relationship with psychosocial work environment. Int J Epidemiol. 2000Oct;29(5):785- 92.

35. Netterstrøm B, Kristensen TS, Damsgaard MT, Olsen O, Sjøl A. Job strain and cardiovascular risk factors: a cross sectional study of employed Danish men and women. Br J Ind Med. 1991 Oct;48(10):684-9.

36. Priyanka R, Rao A, Rajesh G, Shenoy R. Work-Associated Stress and Nicotine Dependence among Law Enforcement Personnel in Mangalore , India (Stress associado ao trabalho e dependência da nicotina entre os agentes da autoridade em Mangalore, Índia). Europe PMC. 2016;17:829-33.

37. Carrie N. Relevância em medicina do trabalho dos questionários de rastreio utilizados para avaliar o consumo de risco ou nocivo de álcool. 2015.

38. Darshan M, Raman R, Ram D, Annigeri B, Sathyanarayana Rao T. A study on professional stress, depression and alcohol use among Indian IT professionals. Indian J Psychiatry. 2013 Jan;55(1):63.

39. Cadieux V. Os factores profissionais que contribuem para o desânimo psicológico dos jovens negros. Relatório de pesquisa apresentado à Direção das Bibliotecas da Universidade de Montreal. 2005;

40. Caplan RD, Cobb S, French Jr JRP, Harrison R Van. Job demands and worker health: Main effects and occupational differences. Washington: U.S. Department of Health, Education and Welfare; 1975 (U.S.G.P.O. Stock No. 1733-00083).

41. Wright I, Bengtsson C, Frankenberg K. Aspects of psychological work environment and health among male and female white-collar and blue-collar workers in a big Swedish industry. J Organ Behav. John Wiley & Sons, Ltd; 1994 Mar 1;15(2):177-83.

42. Siegrist J. Risques psychosociaux : outils d ' évaluation de lasituation de travail perçue. Références en santé au Travail. 2015;142:109-12.

43. Siegrist J. Reduzir as desigualdades sociais na saúde: estratégias relacionadas com o trabalho. Scand J Public Health. SAGE PublicationsSage UK: Londres, Inglaterra; 2002 Sep 25;30(59_suppl):49-53.

44. Stansfeld S, Bosma H, Hemmingway H MM. As características do trabalho predizem perturbações psiquiátricas: resultados prospectivos do estudo Whitehall II. Occ Env Med. 1999;56:302- 7.

APÊNDICES

Formulário de inquérito

1- Características sócio-demográficas

Anos de **idade**

Sexo: masculino □ feminino □

Peso kg **altura** :m **IMC** kg/m2

Estado civil: solteiro□ Casado□ Divorciado □ Viúvo□

Filhos a cargo: não□ sim□

Nível de ensino: Primário □ Secundário□ Universitário□

2- Hábitos de vida :

Tabagismo: não□ sim□ Idade de início anos

Continua a fumar□ Deixou de fumar □

História de tabagismo: anos. Número de cigarros/dia: Quantidade PA

Álcool: não □ sim□ Quantidade:

Café: não□ sim□ número de cafés/dia:

Pratica regularmente (≥3 vezes por semana) atividade física ou desporto?

Não □ sim□

3- Características profissionais

Posição:

Duração do serviço anos

Tipo de trabalho: atividade manual □ atividade de escritório □

Horário de trabalho: manhã□ tarde□ noite□

Número de horas trabalhadas por semana:

Pausas durante o trabalho: não□ sim□

Modo de espera: não□ sim□

4- Historial médico :

Hipertensão arterial □ Diabetes □dislipidemia □ Perturbações músculo-esqueléticas□

Outros antecedentes:

Versão francesa do questionário Effort-Reward Imbalance - 2004

Para qualquer utilização, é favor citar estas duas referências:

Niedhammer I, Siegrist J, Landre MF, Goldberg M, Leclerc A. Etude des qualités psychométriques de la version française du modèle du Déséquilibre Efforts/Récompenses. Revista de Epidemiologia e de Saúde Pública 2000;48:419-437

Siegrist J, Starke D, Chandola T, Godin I, Marmot M, Niedhammer I, Peter R. The measurement of effort-reward imbalance at work: European comparisons.

Ciências Sociais e Medicina 2004;58:1483-1499

1Estou constantemente a ser pressionado pelo tempo devido a uma carga de trabalho pesada

Discordar 倭1 Concordo, e não me sinto nada incomodado.倭2

Ok, e estou um pouco confuso.....................................倭3

Ok, e estou confuso 倭4

Ok, e estou muito confuso 倭5

2Sou frequentemente interrompido e perturbado no decurso do meu trabalho

Discordar 倭1 Concordo, e não me sinto nada incomodado.倭2

Ok, e estou um pouco confuso.....................................倭3

Ok, e estou confuso 倭4

Ok, e estou muito confuso 倭5

3 Tenho muitas responsabilidades no trabalho

Sem acordo...倭1

Certo, e eu não estou nada perturbado 倭2

Ok, e estou um pouco confuso.....................................倭3

Ok, e estou confuso 倭4

Ok, e estou muito confuso 倭5

4 Sou frequentemente obrigado a fazer horas extraordinárias

Discordar 倭1 Concordo, e não me sinto nada incomodado. 倭2

Ok, e estou um pouco confuso 倭3

Ok, e estou confuso 倭4

Ok, e estou muito confuso 倭5

5 O meu trabalho exige esforço físico

Sem acordo 倭1

Ok, e eu não estou confuso de todo 倭2

Ok, e estou um pouco confuso 倭3

Ok, e estou confuso 倭4

Ok, e estou muito confuso 倭5

6 Nos últimos anos, o meu trabalho tem-se tornado cada vez mais exigente.

Discordar 倭1 Concordo, e não me sinto nada incomodado. 倭2

Ok, e estou um pouco confuso 倭3

Ok, e estou confuso 倭4

Ok, e estou muito confuso 倭5

7 Recebo o respeito que mereço dos meus superiores

De acordo 倭1

Discordo, e não estou nada incomodado 倭2

Discordo, e estou um pouco perturbado 倭3

Não concordo e estou perturbado.................................倭4

Não concordo e estou muito perturbado 倭5

8 Recebo o respeito que mereço dos meus colegas

De acordo 倭1

Discordo, e não estou nada incomodado 倭2

Discordo, e estou um pouco perturbado 倭3

Não concordo e estou perturbado.................................倭4

Não concordo e estou muito perturbado 倭5

9 No trabalho, recebo um apoio satisfatório em situações difíceis

De acordo 倭1

Discordo, e não estou nada incomodado 倭2

Discordo, e estou um pouco perturbado 倭3

Não concordo e estou perturbado.................................倭4

Não concordo e estou muito perturbado 倭5

10 Sou tratado de forma injusta no trabalho

Sem acordo...倭1

Certo, e eu não estou nada perturbado 倭2

Ok, e estou um pouco confuso....................................倭3

Ok, e estou confuso 倭4

Ok, e estou muito confuso 倭5

11 Estou a viver ou a esperar uma mudança indesejável na minha vida.

situação de trabalho

Sem acordo 倭1

Ok, e eu não estou confuso de todo 倭2

Ok, e estou um pouco confuso 倭3

Ok, e estou confuso 倭4

Ok, e estou muito confuso 倭5

12 As minhas perspectivas de promoção são fracas

Sem acordo 倭1

Certo, e eu não estou nada perturbado 倭2

Ok, e estou um pouco confuso 倭3

Ok, e estou confuso 倭4

Ok, e estou muito confuso 倭5

13 A segurança do meu emprego está ameaçada

Sem acordo 倭1

Certo, e eu não estou nada perturbado 倭2

Ok, e estou um pouco confuso 倭3

Ok, e estou confuso 倭4

Ok, e estou muito confuso 倭5

14 O meu trabalho atual corresponde bem à minha formação

De acordo ....☐1

Discordo, e não estou nada incomodado ....☐2

Discordo, e estou um pouco perturbado ....☐3

Não concordo e estou perturbado.................................☐4

Não concordo e estou muito perturbado ....☐5

15 Tendo em conta todos os meus esforços, recebo o respeito e a estima que mereço pelo meu trabalho

De acordo ....☐1

Discordo, e não estou nada incomodado ....☐2

Discordo, e estou um pouco perturbado ....☐3

Não concordo e estou perturbado.................................☐4

Não concordo e estou muito perturbado ....☐5

16 Tendo em conta todos os meus esforços, as minhas perspectivas de promoção são boas.

Concordo	☐1
Não estou de acordo e não estou nada incomodado...	☐2
Não concordo, e estou um pouco confuso	☐3
Não concordo e estou perturbado	☐4
Não concordo e estou muito perturbado	☐5
17 Tendo em conta todos os meus esforços, o meu salário é satisfatório Concordo	☐1
Não estou de acordo e não estou nada incomodado...	☐2
Não concordo, e estou um pouco confuso	☐3
Não concordo e estou perturbado	☐4
Não concordo e estou muito perturbado	☐5

18 No trabalho, dou muitas vezes por mim a

Discordo totalmente

Sem acordo

De acordo

Sem dúvida

De acordo

pressionado pelo tempo...........................倭1倭2倭3倭4

19 Começo a pensar nos problemas do trabalho assim que me levanto de

manhã...........倭1倭2倭3倭4

20 Quando chego a casa, é fácil para mim relaxar e esquecer o meu

trabalho.

tudo sobre o meu trabalho..............倭1倭2倭3倭4

21 As pessoas que me são próximas dizem que me sacrifico demasiado

para o meu trabalho.................................倭1倭2倭3倭4

22O trabalho ainda está na minha cabeça

quando vou para a cama...............................倭1倭2倭3倭4

23Quando adio algo que deveria estar a fazer no dia, tenho dificuldades.

dificuldade em dormir à noite.............................倭1倭2倭3倭4

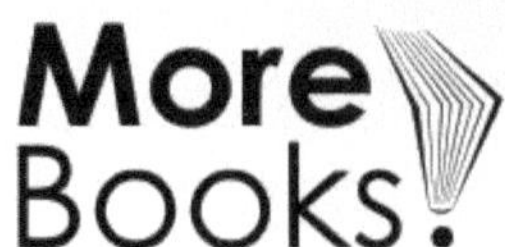

More
Books!

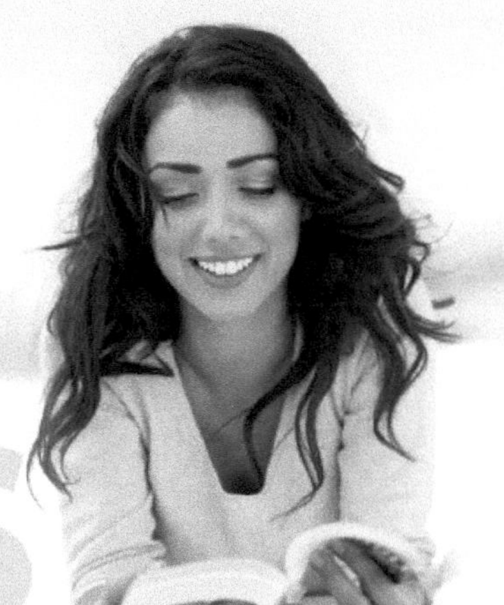

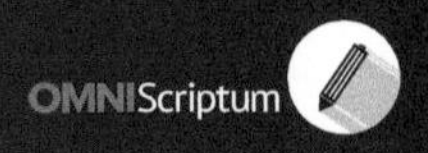

info@omniscriptum.com
www.omniscriptum.com
OMNIScriptum

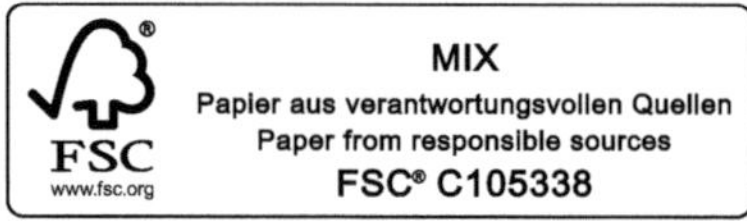

Printed by Books on Demand GmbH, Norderstedt / Germany